AF404581

LES DÉCUBITUS PULMONAIRES

de nonchalance

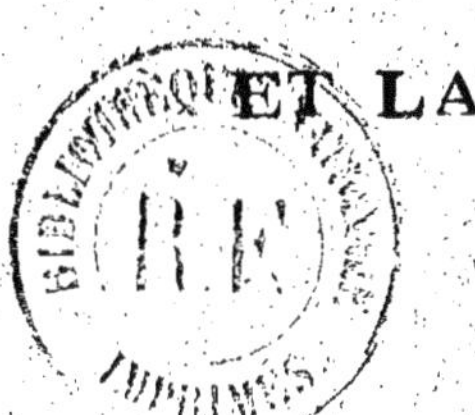

ET LA PRÉTUBERCULOSE

par le

DOCTEUR G.-E. PAPILLON

Ancien Interne des Hôpitaux

Consultant suppléant de l'Hôpital Lariboisière

COMMUNICATION A LA SOCIÉTÉ MÉDICALE DU LOUVRE

(Séance du 16 OCTOBRE 1900)

PARIS

Octobre 1900

—

IMPRIMERIE E. MAUCHAUSSAT

32, Boulevard de Vaugirard.

Les Décubitus pulmonaires de nonchalance
et la Prétuberculose

par le Dʳ G.-E. PAPILLON

ancien Interne des Hôpitaux
Consultant suppléant de l'Hôpital Lariboisière.

Quand, il y a quelques mois, je fis inscrire à l'ordre du jour de la Société Médicale du Louvre une communication sur la question des décubitus pulmonaires de nonchalance, j'avais de ce phénomène une conception toute différente de celle que je vais avoir l'honneur d'exposer. J'ai considéré longtemps le décubitus pulmonaire comme un phénomène essentiellement fonctionnel, étranger à toute influence morbide, et je n'aurais pas été éloigné de déclarer que, non seulement il ne devait pas être confondu avec une congestion du stade initial de la tuberculose, mais même que la constatation de sa nature permettait d'écarter l'hypothèse de tuberculisation commençante.

J'emploie ce terme de « décubitus » dans son acception ancienne, dont il a été quelque peu détourné de nos jours, au moins dans le langage chirurgical et obstétrical : pour les chirurgiens et les accoucheurs, « décubitus » correspond à l'ancienne expression latine « cubitus » ou « cubitatio », c'est-à-dire la position dans laquelle le sujet est couché : le décubitus dorsal correspond au *cubitus supinus*, le décubitus ventral au *cubitus pronus*, etc. Telle n'était pas l'ancienne acception médicale du terme « décubitus » : Fuchs, Stahl et, plus récemment Dechambre, l'ont employé dans le sens de l'ἀπόσκημμα des Grecs, l'afflux des humeurs vers certaines parties déclives du corps ; c'est encore quelque peu dans ce sens qu'on décrit, chez le typhique, par exemple, les « lésions de décubitus », phénomènes de stases vasculaires aux points déclives, qui peuvent, grâce à la compression, déterminer peu à peu les gangrènes humides localisées. Le décubitus est donc une stase vasculaire en un point déclive, phénomène dans la production duquel les troubles vaso-moteurs jouent un rôle au moins aussi considérable que la pesanteur : la pesanteur ne détermine que la localisation du phénomène et non le phénomène lui-même.

Que ces stases vasculaires viennent à se produire dans une région du poumon qui fonctionne insuffisamment, créant là un point d'atélectasie — ce qu'a décrit Kernig chez des cachectiques — on pourra leur appliquer le terme de *décubitus pulmonaires*.

Kernig, dans un Congrès médical allemand tenu à Saint-Pétersbourg, attira l'attention sur l'existence possible de foyers de matité aux sommets des cachectiques alités depuis longtemps, matité due, selon lui, à l'insuffisance d'aération de ces sommets. Si ce phénomène ne s'observait que chez les cachectiques, il n'offrirait qu'un intérêt pratique restreint; mais Heitler (de Vienne) signala son existence chez le sujet sain.

Dans un article paru en octobre 1893, dans la *Revue de la Tuberculose*, Heitler fait remarquer que, dans les mouvements respiratoires ordinaires, le poumon peut ne pas entrer en jeu dans toute son étendue ; d'où résulterait un degré d'atélectasie dans les parties du poumon dont l'incursion est très peu étendue, par exemple dans les sommets.

D'où un certain degré de matité à la percussion et, parfois, à l'auscultation, quand on fait faire au sujet une inspiration profonde, quelques râles de crépitation fine, de déplissement alvéolaire, presque exclusivement *du côté sur lequel le malade se couche d'ordinaire*.

Quelques inspirations profondes suffisent à faire disparaître l'atélectasie et à dissiper l'hésitation ; mais on comprend quelle peut être cette hésitation, quand, chez un sujet dont l'état général donne lieu à des craintes de tuberculisation commençante, on constate au sommet d'un poumon des signes qui, en somme, sont ceux d'une congestion suspecte :

Diminution de sonorité à la percussion avec élévation de tonalité, légère augmentation des vibrations thoraciques, le tout accompagné parfois des râles crépitants signalés par Heitler, et toujours d'assourdissement des bruits transmis à la « transonnance » quand on recherche ce signe mis en valeur par Guéneau de Mussy, puis par Fernet, par Larcher, par moi-même, par Bougon, etc., et trop négligé en France, à mon avis, car il est d'une recherche facile, extrêmement rapide, et peut être constaté même au milieu des bruits extérieurs qui gênent parfois l'auscultation : la *transon-nance* indique, ici encore, au niveau du décubitus, une augmenta-tion de la densité pulmonaire normale et une diminution de l'élas-ticité.

Ce n'est donc pas par les signes sthétoscopiques que pourra être fait le diagnostic différentiel du simple décubitus et de la conges-tion.

D'autre part, l'examen radioscopique n'est pas plus concluant : comme j'ai pu m'en assurer maintes fois au laboratoire de M. Po-tain, à la Charité, les deux phénomènes donnent à l'écran fluores-cent une ombre à peu près identique.

Mais il y a un moyen radical de trancher toute hésitation quant à la nature de cette atélectasie : c'est de faire coucher quelque temps le sujet sur le côté opposé ; si, après une ou deux nuits, par exemple, de sommeil sur le côté opposé, les signes ont aussi changé de côté, aucune hésitation n'est plus possible : il s'agissait de sim-ples phénomènes de décubitus.

J'ai vu — et beaucoup de mes élèves ou confrères ont vu — ces décubitus disparaître complètement quand, par une gymnastique respiratoire raisonnée — même bornée aux simples pratiques que je prescris à tous les tuberculeux au début (sauf à ceux qui ont des hémoptysies) et à tous les candidats à la tuberculose (1) — les su-jets ont appris à utiliser tout leur champ respiratoire.

Jusqu'alors, ils n'utilisaient pas les sommets de leurs poumons, et, comme l'ont prouvé mes recherches spirométriques, ils se maintenaient, dans leurs mouvements respiratoires habituels, au voisinage de l'expiration forcée — comme d'autres sujets, tels cer-tains asthmatiques, se maintiennent au voisinage de l'inspiration maxima. Les sujets que j'observais étaient presque tous des ané-miques ou des neurasthéniques qui *ne se donnaient pas la peine d'inspirer ;* d'où le qualificatif que j'ai donné depuis quelques an-nées à ce phénomène : « Le DÉCUBITUS PULMONAIRE DE NONCHA-LANCE. »

La constatation de la nature purement fonctionnelle de ce décu-bitus permet-elle d'écarter tout soupçon de tuberculose commen-

---

(1) Les préceptes de cette gymnastique respiratoire ont été exposés dans un travail récent sur la « Neurasthénie prétuberculeuse. » (*Ar-chives des Sciences Médicales*, mars 1900.)

çante? Je l'ai longtemps cru : ses caractères de mobilité permettent de différencier absolument le décubitus pulmonaire des congestions du sommet symptomatiques du développement, dans ce sommet, d'un nodule tuberculeux. Mais le décubitus, s'il n'est pas dû à un nodule tuberculeux, ne pourrait-il pas être un trouble vaso-moteur pouvant être sous la dépendance d'une intoxication bacillaire?..... le foyer producteur pouvant d'ailleurs siéger en un point quelconque de l'économie, intra- ou extra-pulmonaire.

Déjà, en 1897, dans les observations que j'avais recueillies pour un travail sur les chloro-anémies prétuberculeuses, j'avais trouvé quelques cas de décubitus pulmonaires de nonchalance, incontestables, coïncidant avec les symptômes généraux précurseurs de l'intoxication bacillaire ; et ces phénomènes de décubitus n'étaient cependant pas des congestions symptomatiques, péri-nodulaires, car, par une singulière coïncidence — (qui est peut-être autre chose qu'une coïncidence) — c'est presque toujours du côté *opposé* à celui du décubitus habituel que furent constatées plus tard les premières lésions tuberculeuses pulmonaires.

Depuis, j'ai fait des recherches à ce sujet et j'ai constaté qu'en effet le phénomène du décubitus pulmonaire de nonchalance était fréquent chez les prétuberculeux, surtout chez ceux qui présentent la forme anémique ou les formes neurasthéniques ; je l'ai constaté dans les stades prémonitoires de tuberculoses, non seulement pulmonaires, mais encore péritonéales, articulaires, osseuses et méningées. D'ailleurs, il y a longtemps, Potain avait eu, une fois, à la Charité, l'occasion de constater, chez un tuberculeux, des signes nets de congestion pulmonaire du sommet qu'on aurait pu croire de nature tuberculeuse ; le sujet ayant succombé à une méningite tuberculeuse, le poumon fut trouvé absolument sain à l'autopsie : il y avait eu là des phénomènes exclusivement vaso-moteurs.

Que sont en effet ces congestions passagères, ces atélectasies transitoires, sinon des troubles vaso-moteurs passagers, absolument comme la turgescence de la face pendant une digestion pénible, ou les troubles circulatoires de l'encéphale si fréquents chez les neurasthéniques?

Les parois des artérioles pulmonaires sont contractiles, comme du reste celles des artérioles de tout l'organisme, et leur contractilité est due à la fibre musculaire lisse, c'est-à-dire au même élément anatomique qui constitue les tuniques musculaires de l'esto-

mac et de l'intestin. Les phénomènes vaso-moteurs de l'économie
entière sont sous la dépendance du système nerveux de la vie vé-
gétative, autrement dit du système grand sympathique, dont la
fibre musculaire lisse est l'agent d'exécution, comme la fibre musculaire striée est l'agent exécutif du système nerveux de la vie de
relation. Toute perturbation, réflexe ou toxique, du système nerveux sympathique, se manifestera donc par des troubles de tout
ou partie du système musculaire à fibres lisses. La distribution, la
localisation et la modalité de ces manifestations musculaires —
qui peuvent aussi s'accompagner de manifestations viscérales, tous
les viscères abdominaux étant, par l'intermédiaire du plexus so-
laire, sous la dépendance du système sympathique — sont régies
par les lois générales des réflexes et par la distribution dans l'organisme des points de moindre résistance ou de réaction maxima
déterminés par les antécédents personnels ou héréditaires, locaux
ou réflexes, etc. C'est ainsi que ces manifestations de perturbations
sympathiques peuvent être, soit des phénomènes aigus : indiges-
tion, lientérie, anémies ou congestions cérébro-spinales, cuta-
nées, etc.; soit, en cas de perturbations chroniques ou subintrantes,
des troubles permanents de l'hémato-poïèse (anémies symptomatiques), de l'appareil génito-urinaire, du système cérébro-spinal
(états neurasthéniques et myélasthéniques); ou bien encore une
tendance fâcheuse aux stases dans les organes à riches lacis vasculaires, tels que les organes érectiles et les lobules pulmonaires.
Et ceci explique la possibilité des phénomènes de décubitus pulmonaire dans *toutes* les intoxications chroniques ou subintrantes
qui perturbent le système nerveux sympathique.

Or, nombreuses sont ces intoxications : les unes non microbiennes : oxycarbonées (1), sulfo-carbonées... intoxications : par
surmenage, par résorption gastro-intestinale; les autres dues à des
toxines microbiennes : qui ne connaît les états neurasthéniques
d'origine grippale, typhique, etc.? Mais de toutes les intoxications
latentes et chroniques qui agissent sur le système sympathique, la
plus longtemps latente, c'est l'intoxication par les produits que le
bacille de Koch déverse dans l'économie dès qu'il s'y est installé,
avant même d'avoir eu le temps de créer des lésions cliniquement

---

(1) J'ai eu, il y a quelques mois, l'occasion d'observer une anémie
intense, avec décubitus pulmonaire typique, le tout survenu à la suite
d'une intoxication oxycarbonée chronique méconnue, due au tirage dé-
fectueux d'un poêle mobile.

--- 6 ---

et localement constatables,... l'INTOXICATION PRÉTUBERCULEUSE, en
un mot.

Je ne rappellerai pas ce que j'ai dit au Congrès de Naples (1)
sur la triple réaction phagocytaire, thermique et sympathique que
provoquent les toxines du bacille de Koch, cette « réaction à la
tuberculine », qui n'est, comme je l'ai démontré, nullement spé-
ciale aux tuberculeux ni aux injections de lymphe de Koch, mais
qui est un phénomène physiologique banal qui apparaîtrait chez
tout sujet sain auquel on injecterait de la tuberculine, aussi bien
que chez tout tuberculeux qui fait une résorption de produits toxi-
ques provenant d'un foyer bacillaire de son économie : la tuberculine injectée et la tuberculine résorbée appellent les mêmes
réactions : les variations constatées ne tiennent qu'à des diffé-
rences de localisation et d'intensité. Comme je l'ai démontré à
Naples, la réaction est intense, complète, chez tout débilité, que
sa débilitation tienne à une tuberculose préexistante, ou à une ca-
chexie cancéreuse ou autre. Elle atteint son maximum dans les
états typhoïdes de la granulie aiguë et de certaines méningites.

Au contraire, chez le sujet résistant, la réaction à la tuberculine
peut se limiter extérieurement à quelques troubles qui peuvent
passer inaperçus : dans ces cas atténués,—*atténués par le terrain*
— plus la réaction *phagocytaire* est intense, opposant une bar-
rière aux progrès du foyer bacillaire, moins les réactions fébrile
et sympathique (qui complètent la triade) sont marquées : la réaction sympathique peut, au début du moins, se limiter à quelques
troubles de la musculature digestive ou de la musculature arté-
rielle... troubles vaso-moteurs dont une des modalités peut être le
décubitus pulmonaire de nonchalance.

« Théorie séduisante, mais théorie pure! » m'objectera-t-on
peut-être? Non pas, car je n'ai cherché à établir une théorie satis-
faisante qu'après avoir constaté des phénomènes de tuberculose, et
même des lésions incontestablement tuberculeuses chez des ané-
miques, des neurasthéniques présentant, ou ayant présenté, le décubitus pulmonaire le plus net, le plus mobile, changeant de siège
quand le sujet changeait de position pour dormir. Je l'ai observé
à son maximum d'intensité et de mobilité chez des tuberculeux
qui, après une fatigue excessive ayant déterminé une poussée thermique, s'étaient couchés en pleine réaction fébrile, c'est-à-dire en

---

(1) Congresso per la lotta contro la tubercolosi, Napoli, Aprile 1900.

pleine réaction de leur organisme à l'intoxication par la tuberculine résorbée.

En résumé, le décubitus pulmonaire de nonchalance ne doit pas être confondu avec une congestion symptomatique et tuberculeuse, car c'est un trouble purement fonctionnel ; mais il est souvent le symptôme révélateur d'une intoxication latente du système nerveux sympathique ; et, en présence d'une intoxication latente, il faut toujours songer à la possibilité d'une intoxication prétuberculeuse.

C'est par les symptômes généraux de cette intoxication précoce par les toxines tuberculeuses que le clinicien devra être amené au diagnostic qui aura pour conséquence la plus efficace de toutes les thérapeutiques : la thérapeutique préventive de l'infection menaçante.

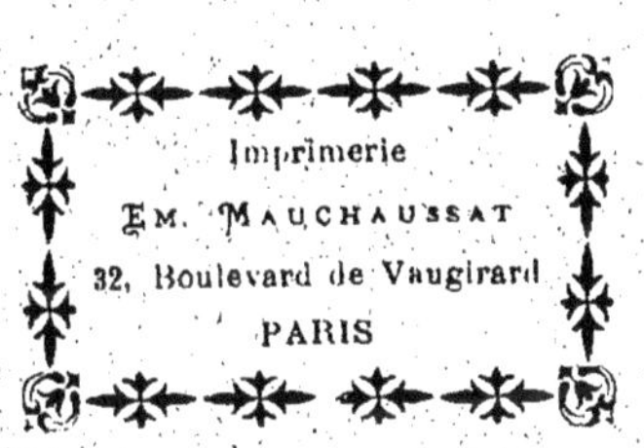

Imprimerie
Em. MAUCHAUSSAT
32, Boulevard de Vaugirard
PARIS

www.ingramcontent.com/pod-product-compliance
Ingram Content Group UK Ltd.
Pitfield, Milton Keynes, MK11 3LW, UK
UKHW020127100726
13658UKWH00005B/2401